REVUE DE MÉDECINE LÉGALE

DES ECCHYMOSES SOUS-PLEURALES

DE LEUR EXISTENCE DANS UN GRAND NOMBRE DE MORTS VIOLENTES

LEUR VALEUR MÉDICO-LÉGALE

PAR

M. le Dr CLIQUET

Médecin aide-major à l'hôpital Saint-Martin,

Membre de la Société de Médecine publique et d'hygiène professionnelle.

PARIS

IMPRIMERIE V. GOUPY ET JOURDAN

71, RUE DE RENNES, 71

1878

REVUE DE MÉDECINE LÉGALE.

DES ECCHYMOSES SOUS-PLEURALES

DE LEUR EXISTENCE DANS UN GRAND NOMBRE DE MORTS VIOLENTES,

LEUR VALEUR MÉDICO-LÉGALE

PAR M. LE Dr CLIQUET,
Médecin aide-major à l'hôpital Saint-Martin.

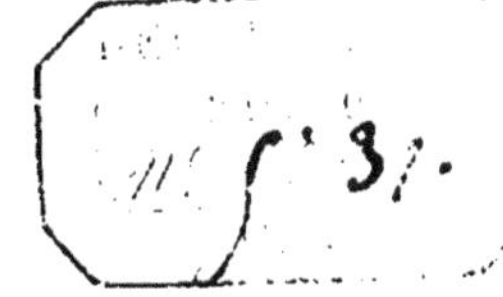

La question des ecchymoses sous-pleurales a acquis dans ces derniers temps une importance si considérable, que la Société de médecine légale a jugé nécessaire de nommer une commission spéciale chargée de son examen (1). C'est à bon droit que le médecin légiste doit s'inquiéter de la nature, de la signification, de la fréquence d'une lésion qu'il rencontrera tant de fois dans ses expertises, et sur laquelle il sera souvent obligé de baser ses conclusions.

On s'étonne de ne pas voir signalées depuis plus longtemps ces taches ecchymotiques dont l'existence est pourtant si fréquente, et elles sont passées

(1) M. le docteur A. LEGROUX, rapporteur de la commission, vient de présenter à la Société un remarquable rapport, qui, à raison des recherches nouvelles qu'il contient, constitue en réalité, un travail original sur la matière. Nous serons prochainement en mesure de donner une analyse complète de ce travail,

inaperçues même à la fin de la troisième période de la médecine légale où brillent des noms tels que Sue, Marc, Chaussier, Orfila. C'est à M. le professeur Tardieu que revenait l'honneur d'en faire la première description exacte; aussi ne voyons-nous pas sans un certain étonnement la plupart des rapports et des expertises de médecine légale donner à ces lésions l'appellation d'ecchymoses sous-pleurales, sous-péricardiques, etc., comme si l'on évitait de les désigner par le nom de celui qui en a le premier précisé la valeur.

Il faut remonter jusqu'à 1843 pour voir, non pas la description, mais simplement le nom d'ecchymoses sous-pleurales. C'est Bayard qui les a vues le premier sur les poumons d'un nouveau-né mort par suffocation; et il les note sans chercher à en faire ressortir la valeur, sans y attacher d'importance. Plus tard, en 1847, il vit chez des enfants qui avaient succombé à l'occlusion complète ou incomplète des voies respiratoires « des ecchymoses ponctuées, disséminées sous la plèvre pulmonaire. »

Dans un savant mémoire sur la mort par suffocation, M. Tardieu donnait comme lésion caractéristique de ce genre de mort, « de petites taches d'un rouge très-foncé, presque noires, dont les dimensions varient sur les poumons d'un enfant nouveau-né, depuis celle d'une tête d'épingle jusqu'à celle d'une petite lentille et gardent, quoique plus larges chez l'adulte, les mêmes proportions.

Ces extravasations sanguines observées sur la plèvre, sous le péricarde et le péricrâne constitueraient donc, selon cet auteur, des lésions anatomiques, caractéristiques de la suffocation, et l'on n'aurait plus à baser son jugement sur de simples traces de violences extérieures, comme on l'avait professé avant l'ouvrage de M. Tardieu. Bien plus, des ecchymoses constatées même en très-petit nombre sous la plèvre et le cuir chevelu permettraient « de distinguer sûrement la mort par suffocation, de la mort par submersion, par pendaison, et même par strangulation, fournissant ainsi dans plus d'un cas, un moyen précieux de ne pas confondre l'homicide avec le suicide. »

Ce serait surtout dans le cas de pendaison que la constatation de pareilles lésions auraient une importance pratique. Dans la pendaison criminelle, il y a préalablement suffocation et strangulation ; d'un autre côté les meurtriers ne pendent leurs victimes que pour faire croire à un suicide.

Voilà donc un moyen de déjouer leurs systèmes de défense et de distinguer par une seule lésion caractéristique, s'il y a eu crime ou suicide. M. Tardieu a multiplié ses expériences et il a établi que jamais un pendu ne présentait ces ecchymoses qu'il a décrites. « Les signes de la suffocation diffèrent donc essentiellement de ceux de la pendaison, et l'existence des premiers constituerait une preuve tout à fait positive de violences et de tentatives criminelles d'étouffement dans le cas de pendaison où l'on aurait à distinguer le suicide de l'homicide ».

Si l'on a trouvé des lésions propres à la suffocation chez des animaux étranglés, les caractères ont été beaucoup moins nets, et bien moins tranchés que chez ceux qui sont morts étouffés.

Enfin M. Tardieu a trouvé des taches ecchymotiques sous-pleurales chez des enfants débiles, nés avant terme ou mal conformés, ou profondément atteints par la longueur et les difficultés du travail de la naissance ; il a expliqué ces faits par la faiblesse même des nouveau-nés, constituant un obstacle à l'entrée de l'air dans les poumons. Ses conclusions sont formulées en ces termes : « Toutes les fois que l'on trouvera les ecchymoses sous-pleurales sur des poumons qui, bien qu'appartenant à des sujets nés vivants, n'auront pas respiré, on se gardera d'admettre des violences criminelles, tandis que la lésion conservera toute sa signification lorsqu'elle siégera sur des poumons que l'air aura manifestement pénétrés. »

A ce propos, des auteurs allemands, Hecker et Hoogeweg cités dans l'ouvrage de Casper, ont trouvé sur les poumons et sur le cœur de fœtus morts avant leur naissance des ecchymoses qu'ils expliquent, soit par la mort antérieure de la mère, soit par un trouble apporté à la circulation placentaire : les fœtus luttent contre ces causes de mort et périssent suffoqués en faisant des efforts instinctifs dans l'utérus.

MM. Briand et Chaudé, dans les dernières éditions de leur traité de médecine légale, ont adopté les conclusions de M. le professeur Tardieu, et après avoir comparé dans un coup d'œil d'ensemble les lésions trouvées dans les cas de pendaison, de submersion et de suffocation, ils ont attribué à ce dernier genre de mort seulement les ecchymoses sous-pleurales.

Les idées de M. Tardieu furent combattues par un certain nombre d'auteurs qui prouvèrent par des faits expérimentaux que les lésions décrites par lui dans la suffocation existent aussi bien dans d'autres genres de mort violente.

Le docteur Faure, ayant étudié spécialement la strangulation, constate là aussi des taches de Tardieu ; il en trouve également chez des animaux pendus et chez des animaux noyés.

Voici d'ailleurs un résumé de ses expériences :

1° *Strangulation.*

Un tube de caoutchouc est fixé dans la trachée d'un chien. M. Faure fait succomber l'animal en rétrécissant progressivement le tube de caoutchouc.

A l'autopsie, on constate que le sang est fluide et noir et que les bronches sont remplies d'écume fine mêlée par places à du sang.

Sur les poumons, qui sont pâles, on trouve des taches noires entourées d'une auréole rouge, et dont la dimension varie entre celle d'une pièce de vingt centimes et celle d'une pièce de cinq francs. Elles occupent les bords supérieurs ou les surfaces contiguës des lobes pulmonaires.

D'autres fois, ces ecchymoses sont rosées ou rouge foncé et affectent la forme d'une éruption de variole.

2° *Pendaison.*

Autopsies de chiens pendus.

Le sang est fluide et rarement l'on trouve des caillots dans le cœur.

Les poumons sont d'un rose clair et pâle, et des taches ecchymotiques de dimension et de coloration variables apparaissent à la superficie. Ce sont tantôt des plaques rouge-cerise, tantôt des épanchements noirs siégeant sous la plèvre et faisant quelquefois saillie à la surface. Fréquemment on constate des plaques ou de petites taches de la largeur d'une lentille ou d'un grain de chènevis.

3° *Submersion.*

Autopsie d'un jeune chien noyé lentement.

Poumons volumineux, crépitants. Ils sont d'un gris rosé un peu sale ; en divers endroits on voit des taches d'un rouge-cerise, les unes assez claires, les autres très-foncées, et elles sont séparées par des espaces beaucoup plus clairs dans lesquels les viscères ont conservé leur aspect normal.

Le professeur de la Faculté de Berlin, M. Liman, s'appuyant sur des observations nombreuses, n'attribue pas aux taches ecchymotiques la même valeur que M. Tardieu ; il va même jusqu'à dire que ces lésions ne sont nullement spécifiques d'un genre quelconque d'asphyxie violente. « J'ai vu, dit-il, dans presque la moitié de toutes les asphyxies, ces ecchymoses sur le poumon et sur le cœur (du reste aussi quelquefois sur les organes abdominaux), et je les ai vues, quoique plus rarement, sur des pendus, des strangulés, même des noyés. De même que, pour la mort par suffocation, je ne puis concéder qu'il y ait des symptômes spécifiques dans les organes internes, ni pour la mort par pendaison, ni pour la mort par suffocation. »

En 1867, M. le docteur Desgranges, dans un mémoire sur les ecchymoses sous-pleurales, dit avoir rencontré ces taches presque constamment dans des autopsies d'individus suffoqués ; dans quelques cas assez rares, il les aurait recherchées inutilement, tandis que quelques autopsies de pendus (par suicide) lui avaient fourni dix preuves pour et contre la présence d'ecchymoses sous-pleurales.

Le même auteur a encore observé les taches ecchymotiques chez des enfants qui n'avaient pas respiré et n'avaient pu être suffoqués.

Avant d'aller plus loin, nous devons citer l'excellent mémoire de M. le docteur Pinard, qui a trouvé des taches de Tardieu chez des fœtus morts pendant un accouchement laborieux (présentation des fesses, procidence du cordon). Il les a même constatées chez des enfants qui, dans ces conditions, succombent quelques heures ou quelques jours après la naissance. Chez ces fœtus, ou chez ces enfants, c'est non-seulement sur les poumons [illegible] se rencontrent, c'est aussi sur le [illegible], quelquefois dans le tissu cell[illegible].

M. Tardieu avait constaté excep[illegible]ment des ecchymoses sur les poumons de[illegible]s qui n'avaient pas respiré, mais M. [illegible] a montré qu'elles existaient aussi [illegible] avait surnagé dans l'épreuve de [illegible], et quand il était bien prouvé qu'il n'y avait pas eu suffocation. D'ailleurs, l'état des organes respiratoires des nouveau-nés doit être l'objet d'une telle attention en médecine légale, que nous croyons devoir citer les conclusions de M. Pinard. Elles résument, selon nous, les connaissances que doit avoir l'expert quand il est appelé à faire l'autopsie d'un fœtus ou d'un enfant qui vient de naître.

1° Les ecchymoses se rencontrent tout aussi bien chez des fœtus morts par suite d'arrêt de la circulation, que chez des enfants morts par suffocation.

2° Les cas dans lesquels on rencontre les ecchymoses sur des fœtus morts avant la naissance, ne sont pas si exceptionnels que paraît le croire M. Tardieu.

3° Chez les enfants morts après la naisssance, par le fait même des conditions dans lesquelles ils se sont trouvés pendant le travail, on peut trouver, avec des poumons pénétrés complétement par l'air, des taches ecchymotiques siégeant sur le poumon, le péricarde, le thymus (1).

Une étude des ecchymoses sous-pleurales a été faite il y a quelques années par le docteur Page, d'Edimbourg, qui, sans connaître les conclusions de M. Faure, fit plusieurs expériences analogues à celles de ce dernier auteur, et arriva à des conclusions à peu près semblables.

Il étrangla six animaux, trois en serrant la trachée avec les doigts, les trois autres en serrant une ligature autour du cou. Les six cadavres présentaient des taches ecchymotiques très-nettes, disséminées à la surface des poumons. Ces taches n'ont, suivant M. Page, aucune signification particulière, et ne distinguent en rien la strangulation de la suffocation. Il pend un jeune chat sur les poumons duquel il ne trouve aucune ecchymose, pas plus que dans d'autres organes ; un jeune chien tué de la même manière présente des taches irrégulières, d'un rouge vif, nombreuses à la racine et sur les bords des poumons.

(1) Nous formulons ces conclusions telles que les a formulées M. le docteur Grosclaude, dans son excellente thèse,

Une série d'expériences sur la submersion permettent à l'auteur que nous citons de conclure pour ce genre de mort comme pour les cas précédents. Pour lui, les ecchymoses trouvées sur le poumon sont communes à tous les genres d'asphyxie; elles ne prouvent pas seulement la suffocation, et leur valeur n'existera, même en médecine légale, que s'il a été prouvé qu'elles ne résultent pas d'un état morbide.

Le docteur Caussé, d'Albi, qui a étudié l'asphyxie par suffocation dans ses rapports avec l'hémorrhagie du cordon ombilical, pense que celle-ci empêche toute congestion interne, et alors les taches sous-pleurales et même les signes asphyxiques ordinaires peuvent être absents. (1) Il a trouvé des ecchymoses dans des cas d'enfouissement, dans des cas d'occlusion des voies respiratoires, et même de faiblesse congéniale du fœtus.

Dans la séance du 10 avril 1876, M. Charpentier lut à la Société de médecine légale un rapport sur l'autopsie d'un enfant trouvé mort dans une fosse d'aisance. « Toute la surface des deux poumons est comme criblée de petites taches noires ecchymotiques, situées au-dessous de la plèvre viscérale, ne disparaissant pas par les lavages, même après qu'on les a incisées. Ces taches, composées de sang coagulé, semblent faire corps avec le tissu pulmonaire. Une tache semblable existe sur le thymus...... » Sous le cuir chevelu, dans le tissu cellulaire périostique, il existe également une grande grande quantité de taches ponctuées ecchymotiques, beaucoup plus larges que celles des poumons, et présentant presque la dimension d'une lentille.

Un fait célèbre dans l'historique des ecchymoses ponctuées est consigné dans le mémoire du docteur Girard, de Grenoble; il est assez connu du monde

(1) Voir Lacassagne. — Précis de médecine judiciaire.

médical pour que nous n'ayons pas besoin de le rappeler en détail. On sait que le cadavre d'une femme ayant été trouvé dans un puits, et les experts ayant conclu de la constatation d'ecchymoses sous-pleurales à un crime et non à un suicide, le mari de la femme fut inculpé. M. Girard le fit acquitter en prouvant, par des expériences très-démonstratives, que la victime avait péri suffoquée sous l'eau.

Trois lapins furent noyés, les pattes liées de façon à ne pas pouvoir revenir à la surface de l'eau. Chez tous trois, M. Girard trouve des ecchymoses sous-pleurales, les unes circulaires, les autres longitudinales, semblables à celles décrites par M. Tardieu. Deux de ces lapins présentaient également des taches ecchymotiques sur le péricarde et le péricrâne.

La contre-épreuve est faite sur un quatrième animal suffoqué à l'aide d'un tampon obstruant les premières voies respiratoires, on trouva sur lui des lésions absolument identiques. Un cinquième lapin est jeté à l'eau, pattes liées et abandonné à lui-même pendant quatre minutes, puis maintenu submergé pendant une minute. A l'autopsie, les poumons congestionnés par places présentent aux bords postérieurs des ecchymoses très-nettes; le péricarde est indemne, mais il existe des taches piquetées sur le péricrâne.

Voilà des expériences qui justifient bien la divergence des opinions sur la signification des taches ecchymotiques. M. Girard les faisait sans connaître les idées des auteurs que nous avons nommés plus haut, et c'était la première fois que de pareils résultats recevaient une application en médecine judiciaire.

On voit que jusqu'ici les expérimentateurs constatent la présence de taches ecchymotiques dans plusieurs genres de mort violente, ou pour mieux dire, dans des modes d'asphyxie différents. Si l'on admet que, dans la plupart des cas de pendaison, la mort se produit par asphyxie, on devra trouver là aussi des taches de Tardieu : c'est en effet ce qui a lieu. Dans la séance de la Société de médecine légale du 8 novembre 1865, M. Champollion rapporta deux exemples de suicide : l'un par pendaison simple, l'autre par pendaison unie à l'asphyxie par l'oxyde de carbone. Chez le premier suicidé on trouva la plèvre costale et la plèvre viscérale des deux côtés soudées dans une certaine étendue par des adhérences anciennes. Les deux poumons congestionés et crépitants présentaient sur leurs bords un grand nombre d'ecchymoses sous-pleurales, de forme lenticulaire. Dans le deuxième cas, il y avait aussi de nombreuses taches piquetées sous la plèvre.

Ces faits se trouvent corroborés par un assez grand nombre d'expériences que nous relevons dans une excellente thèse sur les ecchymoses sous-pleurales, présentée en 1877, par le docteur Grosclaude. Cet auteur fit, sous la direction de M. le professeur Brouardel, et de concert avec M. Descoust, son préparateur, une nouvelle série de recherches dont les conclusions permettent d'assigner aux taches ecchymotiques une plus grande valeur que ne leur avait donnée M. Tardieu. Il divise ses expériences en plusieurs séries où il range tous les cas se rapportant à différents genres de mort violente. Laissant de côté les détails symptomatiques décrits dans le mémoire de M. Faure, M. Grosclaude s'attache surtout aux lésions cadavériques et en particulier aux ecchymoses ponctuées. On trouve dans son travail une série de recherches pour la suffocation, une autre pour la pendaison, etc. Voici d'ailleurs un résumé de ses expériences.

1° *Suffocation.* (Trois cas.)

1er *cas.* — Un masque de poix appliqué sur les narines et la bouche d'un chien de moyenne taille, amène la mort en cinq minutes.

Le péricarde n'offre rien de spécial, mais on observe sur le lobe supérieur du poumon gauche trois petites ecchymoses ponctuées, arrondies, tranchant nettement sur l'aspect pâle de tout le tissu pulmonaire. Deux autres semblables siègent sur le bord externe du même lobe. Du même côté, sur le lobe moyen apparaissent quatre autres taches en tout semblables aux autres. A droite et en haut, on trouve un autre épanchement de 2 millim. de diamètre, entouré de cinq ou six autres taches plus petites, ponctuées.

2e *cas.* — Un second chien tué de la même façon, présente un piqueté dans le tissu cellulaire sous-abdominal. De plus, une vingtaine de taches ecchymotiques, miliaires, occupent les bords des lobes pulmonaires et le voisinage du hile.

3e *cas.* — Un autre animal est suffoqué par le même procédé. Les poumons sont volumineux, fortement congestionnés; ils ne présentent que de rares ecchymoses à la périphérie des lobes. Le péricarde en offre trois ou quatre; il en existe cinq ou six sous la conjonctive sclérоticale.

2° *Submersion.* (Cinq cas.)

Trois chiens sont plongés brusquement dans l'eau et maintenus au fond de manière à ne pouvoir pas revenir à la surface. La mort arrive en deux minutes environ. Les autopsies sont faites 24 heures après pour le premier et pour le deuxième animal, une demi-heure après pour le troisième.

Tous les trois présentent des taches ecchymotiques en assez grand nombre et de colorations différentes sur les poumons et même sur la trachée à son point de division.

Deux autres chiens sont noyés lentement. L'autopsie, faite 24 heures après la mort, révèle chez le premier un grand nombre de petites ecchymoses, ponctuées, de la largeur d'une tête d'épingle, siégeant principalement sur le pourtour des lobes ; près d'elles existe un peu d'emphysème. — Sur la plèvre médiastine qui recouvre la trachée et l'aorte sont deux longues ecchymoses de plusieurs centimètres.

Les poumons du second animal sont congestionnés, et leur couleur est tellement foncée qu'il est impossible de dire s'il y a des ecchymoses.

3° *Pendaison* (5 cas).

1er cas. — Un chien est pendu de telle façon que ses membres postérieurs ne puissent pas toucher le sol. Mort en deux minutes.

Les poumons ne présentent pas d'ecchymoses, pas plus que le péricarde et le péricrâne, mais il en existe une de la largeur d'une pièce de 20 cent. au niveau de la quatrième circonvolution du lobe gauche du cerveau. Cette tache siége sous l'arachnoïde.

2e *cas.* — Même procédé employé sur un chien plus lourd que le précédent.

Les poumons sont d'un rose clair et pâle, et des taches sous-pleurales nombreuses, disséminées irrégulièrement, tranchent par leur couleur rouge vif sur la teinte de l'organe. Elles sont parfaitement limitées et frappent d'autant plus qu'elles sont situées sur un tissu décoloré. La substance cérébrale est piquetée.

3ᵉ *cas.* — Cette expérience est très-curieuse en ce sens que l'animal est tué non plus par asphyxie à l'aide d'un lien, mais par compression de la région du bulbe.

On pratique la trachéotomie chez un chien de forte taille, et après avoir posé la canule on passe derrière la trachée un nœud coulant qui embrasse les muscles du cou et la colonne vertébrale.

L'animal est pendu de cette façon et l'air continue à pénétrer dans les poumons. La mort met longtemps à venir, et ce n'est qu'après vingt-quatre heures que la rigidité est complète.

Les poumons sont « revenus sur eux-mêmes, d'un rose clair et tendre, si ce n'est à leur extrémité inférieure où ils présentent un peu de congestion. Ils sont, pour ainsi dire, criblés de taches ecchymotiques qu'on peut voir de loin, tellement elles tranchent sur le tissu décoloré du poumon. Là elles forment un piqueté serré : ici elles sont un peu plus larges, à forme irrégulière, à teinte rouge-cerise. Quelques-unes ont bien deux millimètres carrés de surface. Enfin à la partie inférieure il s'en trouve une large comme une pièce de un franc, rosée à la périphérie, avec un noyau foncé au centre. » Il y a deux ecchymoses sur la dure-mère, rien dans le péricrâne ni dans le péricarde.

4ᵉ *et* 5ᵉ *cas.* — Deux animaux sont pendus à l'aide de nœuds coulants. Le premier a les poumons criblés d'ecchymoses, les unes ponctuées, les autres plus larges sur les bords, toutes d'une netteté aussi grande que possible. Les mêmes lésions existent sous le péricarde où elles ont une couleur très-foncée.

Les poumons du deuxième animal présentent moins de taches ecchymotiques, mais on en voit sept ou huit pointillées, rassemblées en petit groupe.

Nous insistons sur la troisième observation, car

elle nous semble prouver qu'il ne faut pas toujours attribuer à l'asphyxie la production des taches de Tardieu. Nous verrons d'ailleurs plus loin des cas où la mort ne pouvait pas être rattachée à une cause pulmonaire, et dans lesquels on a trouvé des taches sous-pleurales.

Une autre série d'expériences sur la pendaison faite sous la direction de M. Delens montre deux fois sur deux cas des ecchymoses pointillées sous la plèvre des chiens sacrifiés.

4° *Strangulation* (un cas).

Un chien de bonne taille est trachéotomisé, et l'on fixe dans la trachée un tube de caoutchouc pouvant être comprimé à volonté. On diminue progressivement la lumière du tube, l'animal meurt en trente minutes.

Les poumons présentent, disséminées sans ordre à leur surface, à leur racine et sur leurs bords, des taches ecchymotiques très-nettes, de couleur rouge-cerise et d'autant plus tranchées qu'elles reposent sur un tissu presque pâle. De plus, il y a çà et là sur les poumons des vésicules emphysémateuses très-dilatées. Sur le feuillet viscéral du péricarde on trouve deux taches de la dimension d'une grosse lentille chacune et présentant les mêmes formes irrégulières que sur l'organe de la respiration.

Le docteur Grosclaude ajoute à ces différentes expériences les observations d'un fœtus mort-né, et d'un enfant asphyxié par du lait qui, rejeté par vomissement, a pénétré dans les voies aériennes. Dans ces deux cas, il y avait des ecchymoses sous la plèvre.

Une autre série d'expériences est relative à la mort par hémorrhagie et par fracture du crâne.

Avec un couteau passé derrière la trachée d'un jeune chien, on sectionne d'un coup les carotides et la trachée. La mort est presque instantanée ; les poumons, congestionnés seulement à leurs extrémités supérieure et inférieure, ont dans le reste de leur étendue une teinte à peine rosée, sur laquelle tranchent un grand nombre d'ecchymoses.

Trois chiens sont assommés par des coups de marteau sur le crâne. Le premier n'a qu'une tache ecchymotique de la largeur d'une pièce de 20 centimes, sous le péricarde, au niveau de l'oreillette droite. Sauf quelques foyers apoplectiques, le poumon ne présente rien de particulier. Les taches font défaut sous le péricarde et sous la plèvre du deuxième animal ; mais le troisième en présente un assez grand nombre sur les deux poumons. Ces taches sont rouges et ont des contours bien limités. Il en existe un groupe très-net sous le péricarde au niveau de l'oreillette droite.

Il y a donc des taches de Tardieu même chez des animaux morts soit par fracture du crâne, soit par hémorrhagie foudroyante. Les ecchymoses seraient d'autant plus nombreuses que l'animal serait jeune, voilà pourquoi on en trouverait davantage chez les enfants que chez les adultes.

De tous les faits qu'il a relatés et de ses propres expériences, M. Grosclaude conclut : d'abord que « les ecchymoses sous-pleurales, sous-péricardiques, etc., ne sont point un signe caractéristique de la mort par suffocation ; » ensuite, « qu'elles se rencontrent également dans la mort par pendaison, par submersion, par strangulation, et dans plusieurs autres espèces de mort violente ».

LES EXPÉRIENCES DE MM. LEGROUX ET LABORDE.

Dans une des dernières séances de la Société de médecine légale (11 mars 1878), M. le professeur agrégé Legroux lisait la dernière partie d'un remarquable mémoire dont il avait communiqué le commencement dans une séance précédente. Chargé par la commission de faire un rapport sur les ecchymoses sous-pleurales, M. Legroux fit avec le concours de M. Laborde, chef du laboratoire de physiologie de la Faculté, un certain nombre d'expériences qui le mirent en mesure de donner aux taches ecchymotiques leur véritable signification. Du reste, nous ne pouvons faire mieux que d'analyser ce travail, en insistant particulièrement sur la troisième partie qui contient le détail des expériences.

Dans un premier chapitre. l'auteur étudie les ecchymoses ponctuées en général, et décrit leurs caractères et les circonstances dans lesquelles on les rencontre. Elles revêtent diverses formes, leurs dimensions diffèrent ainsi que leur nombre, enfin elles affectent différents lieux d'élection. Si l'autopsie est faite immédiatement après la mort, les taches sous-pleurales peuvent disparaître quand on vient à couper les gros vaisseaux pulmonaires, quand on ouvre le cœur ou qu'on insuffle les poumons. C'est ce qu'on ne voit pas dans les lésions anciennes. Les taches sous-pleurales dont les caractères microscopiques sont également bien étudiés existent très-souvent en même temps que de l'emphysème pulmonaire à des degrés variables : généralement leur nombre est inverse de l'étendue de l'emphysème. Elles s'observent dans les maladies hémorrhagipares, dans un certain nombre de névroses (éclampsie, épilepsie, etc.), dans quelques empoisonnements, tels que ceux par le phosphore, l'arsenic, le mercure, le plomb, la digitale, où elles ont été vues par M. Tardieu et d'autres experts. La strychnine les produit également, enfin on en a constaté de très-nettes sur les poumons d'un chat empoisonné par le bromhydrate de cicutine et mort à la suite de convulsions intenses.

On peut établir en principe (dit l'auteur) que les ecchymoses sous-pleurales sont les indices d'une mort rapide surprenant l'organisme dans un état de santé normal ou en apparence normal. Nous laissons de côté, pour le moment, les traumatismes accidentels, suicides ou crimes, qui forment précisément le fond de la question en litige.

Après avoir, dans un deuxième chapitre, attribué aux ecchymoses le rôle qu'elles doivent jouer dans la solution de certaines questions médico-légales, M. Legroux expose les opinions des contradicteurs de M. Tardieu et fait une revue rapide de leurs travaux. Il cite quelques-uns des faits sur lesquels s'appuient leurs conclusions, et termine en disant que le médecin légiste ne doit pas affirmer d'une façon trop absolue devant une lésion anatomique unique, puisque nous n'avons que des connaissances incomplètes en physiologie pathologique.

La troisième partie afférente aux expériences personnelles nous semble avoir le plus grand intérêt et trouver bien sa place dans notre revue :

On sait à quel propos la commission des ecchymoses sous-pleurales s'était réunie. Un enfant de 13 ans ayant été trouvé pendu dans un jardin. MM. Charpentier et Tenesson s'étaient demandé s'il y avait crime ou suicide, et n'avaient pas conclu dans leur rapport, sur la simple constatation d'une petite ecchymose sur le poumon gauche, les deux poumons étant le siége d'un emphysème étendu. M. le docteur Legroux avait, au début de ses recherches, ouvert à la morgue des cadavres de pendus et celui d'un homme asphyxié sur un four à chaux dans aucun cas il n'avait trouvé d'ecchymoses, mais l'état de putréfaction était tellement avancé que l'expérimentateur se plaçait là véritablement dans les plus mauvaises conditions. D'autres auteurs avaient d'ailleurs trouvé des ecchymoses sous-pleurales chez des pendus, et M. Legroux, cherchant à en produire dans des cas de morts par asphyxie, opéra sur des chiens, animaux dont l'organisation se rapproche le plus de celle de l'homme.

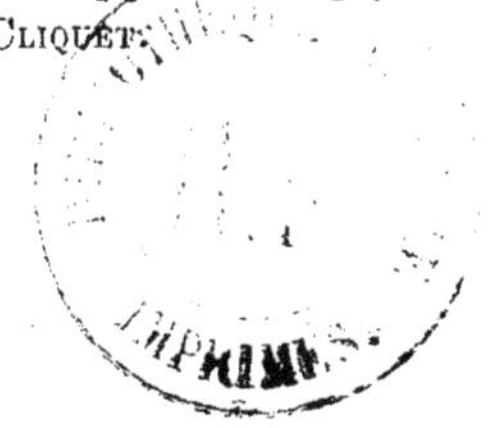

La question est celle-ci : puisqu'il y a des ecchymoses dans la pendaison et la strangulation, aussi bien que dans la suffocation, se présentent-elles avec une abondance ou des caractères différents dans tel ou tel genre de mort ? S'il existe des différences, à quoi tiennent-elles ? M. Legroux arrive aux mêmes conclusions que les auteurs cités plus haut dans le cours de notre article.

Voici le résumé de ses expériences :

Série I. — Un chien est suffoqué au moyen d'un torchon mouillé obstruant la bouche et le nez. Mort en 7 minutes.

Les poumons présentent par centaines des taches ecchymotiques répandues à leur surface : quelques-unes ont une forme linéaire et en coup d'ongle. Le cœur et le cerveau sont indemnes ; des ecchymoses se trouvent sous et dans la muqueuse de la caisse du tympan. La rampe du limaçon est très-congestionnée.

Série II. — Des chiens sont pendus par des procédés différents afin de reproduire les divers modes de suspension auxquels ont recours les criminels ou les gens qui se suicident. On emploie un nœud coulant, et tantôt on élève progressivement l'animal, tantôt on le projette avec la corde au cou d'une hauteur de 1 mètre 50 environ, tantôt enfin on le laisse toucher le sol avec ses pattes de derrière.

Sur huit chiens sacrifiés, un seul n'a pas présenté d'ecchymoses, et celui-là touchait à terre pendant l'expérience. Par exemple, il présentait des sugillations dans l'estomac. Les sept autres avaient des taches à des degrés différents : ainsi l'on voyait sur les poumons de trois d'entre eux des ecchymoses en tout semblables à celles de la suffocation ; quatre chiens avaient plus d'emphysème et moins de taches ponctuées, celles-ci se trouvant associées à des noyaux apoplectiques. Les lésions de la suffocation existaient donc sept fois sur huit dans cette série d'expériences.

Série III. — Ici l'auteur se propose d'éclairer le mécanisme probable de la production des ecchymoses.

Un chien est pendu après section préalable et rapide du pneumo-gastrique droit. Il présente de l'emphysème et quelques taches sous-pleurales en nombre à peu près égal sur les deux poumons.

Trois autres chiens sont tués de la même façon après piqûre superficielle du bulbe faite par M. Laborde vers l'origine des pneumo-gastriques. Il se fait une syncope respiratoire sans que le cœur cesse de fonctionner. Au bout de quelques minutes l'animal reprend sa vie ordinaire. On a donc pu le pendre en supprimant toute lutte respiratoire. Chez lui encore on trouve des ecchymoses ponctuées en grande quantité (plus de douze sur un espace de six centimètres carrés) disséminées sur les deux poumons, particulièrement à leur face concave.

Série IV. — On étrangle un petit chien en serrant et desserrant progressivement les doigts, de manière à reproduire à peu près ce qui se passe pendant la lutte dans une tentative criminelle. La mort arrive en 14 minutes et l'on trouve les lésions suivantes : le poumon droit a son lobe supérieur emphysémateux ; dans le reste de son étendue, il est couvert de taches ponctuées de diverses dimensions, abondantes surtout au lobe inférieur : les mêmes lésions existent sur le poumon gauche. Sur le cœur, les suffusions sanguines affectent la forme linéaire et en coup d'ongle. Le cerveau est généralement congestionné et une ecchymose de 4 m. m. siége à la pointe du lobe sphénoïdal droit. Enfin, il en existe sur la muqueuse de l'estomac et du duodénum, comme dans la pendaison.

Un autre animal est étranglé, puis pendu quand

il cesse de résister. Il y a un semis d'ecchymoses répandu sur les faces pulmonaires. Là, par leur nombre et leur dissémination, les lésions se rapprochent plus de celles de la suffocation.

Série V. — Ici les expériences ont pour but de produire des formes d'asphyxies intermédiaires à la suffocation et à la strangulation.

Chez quatre chiens on isole la trachée. Dans un cas on la serre progressivement avec un fil et un garrot, dans les trois autres on fixe au tube trachéal le robinet de Bichat. Ce robinet est tantôt fermé brusquement et définitivement (après une inspiration complète ou une expiration) tantôt fermé progressivement, tantôt enfin fermé, puis rouvert. Ce qu'on remarque, c'est la constance de l'emphysème qui parfois est énorme. Les ecchymoses sont rares, excepté dans un cas où elles se sont montrées sur les poumons les moins emphysémateux.

Voilà donc cinq séries d'expériences faites avec le plus grand soin et une conception des plus originales. Elles sont plus concluantes que celles des auteurs précédents parce qu'elles embrassent des points de vue plus nouveaux. Elles permettent donc à leurs auteurs non-seulement de donner aux ecchymoses sous-pleurales une interprétation plus parfaite, mais de fonder, dès à présent, une théorie sur leur mode de formation. M. Legroux concilie les idées de M. Tardieu et celles de ses contradicteurs, en disant que les ecchymoses sont particulièrement abondantes dans la suffocation, qu'elles le sont un peu moins dans la strangulation, encore moins dans la pendaison. Les différences portent plus sur le nombre que sur la forme, les dimensions, la couleur, etc.

Il ne faut donc accorder qu'une valeur bien secondaire à une lésion qui se rencontre dans des maladies spontanées aussi bien que dans des cas de crime ou de suicide. Aussi bien se voit-elle dans les autopsies les plus diverses de morts violentes, où elle semble se produire avec une variabilité qui dépend de causes multiples. Ces causes seraient principalement l'emphysème qui est un obstacle à la production des ecchymoses, la fragilité des vaisseaux chez les sujets jeunes qui les favorise ; les lésions pulmonaires anciennes, pleurésies, cicatrices tuberculeuses, tubercules. M. le docteur Brouardel faisant l'autopsie d'un tripier mort rapidement trouva des poumons tuberculeux sur lesquels existaient des taches ecchymotiques typiques. Enfin il faudrait considérer comme causes de cette variabilité les lésions du cœur, du cœur gauche surtout, l'heure à laquelle survient l'asphyxie, l'état de vacuité ou de plénitude de l'estomac.

Quelles sont maintenant les conditions physiologiques qui peuvent présider à la formation de ces lésions si intéressantes ? on a donné des explications très-originales. On a dit : l'asphyxié se livre à des efforts vains qui font l'effet d'une ventouse intérieure, l'air ne pénétrant pas dans les poumons, il y a tendance au vide et le sang afflue par le système veineux tandis qu'il est retenu dans le système artériel, d'où une pression exagérée dans les capillaires qui se rompent et forment les ecchymoses. Cette théorie est détruite par l'expérience qui a consisté à pendre des chiens après avoir provoqué par piqûre du bulbe l'arrêt momentané de la respiration, par le fait de la présence des ecchymoses chez des fœtus qui n'ont pas respiré, etc. Le système nerveux doit avoir une part dans ce phénomène, mais selon l'auteur que nous citons, cette part ne serait qu'indirecte. « Le cœur par une inégalité de tension, les vaisseaux capillaires par un excès de pression, le sang par surcharge croissante d'acide carbonique, coopèrent chacun pour leur part à réaliser ces lésions ». Si les désordres ne sont pas plus grands, c'est parce que la mort leur sert rapidement de clôture.

Après une intéressante digression sur les lésions du fond de l'œil (Fieuzal et Legroux) et de l'oreille interne (Gellé), M. le docteur Legroux pose les conclusions suivantes :

1° En médecine légale les ecchymoses sous-pleurales seules ne sauraient avoir aucune valeur, trop de conditions spontanées anciennes ou récentes indépendantes des causes de la mort, pouvant y donner naissance.

2° Les ecchymoses sous-pleurales se rencontrent dans les asphyxies violentes par pendaison, strangulation, submersion, étouffement par écrasement du thorax et par suffocation, mais à des degrés un peu différents.

3° Les ecchymoses à des degrés différents ne peuvent prendre une valeur quelconque qu'autant qu'elles seront accompagnées d'un grand nombre de signes, qui tous concourront à indiquer tel ou tel genre de mort; et dès lors, on peut dire en faisant encore des réserves s'il s'agit d'individus très-jeunes, que les ecchymoses indiquent : très-nombreuses la suffocation, un peu moins nombreuses la strangulation, un peu moins nombreuses la pendaison ; ce qui revient à dire qu'en aucun cas on ne pourra solidement s'appuyer sur ces lésions pour déterminer le genre de mort.

4° Les ecchymoses sous-pleurales sont toutefois l'indice d'une mort rapide et violente, que la violence soit extérieure ou intérieure à l'organisme.

Comme on le voit, le travail si consciencieux de M. Legroux, prouve l'exactitude des résultats de Faure, Liman, Page, Girard, Grosclaude, etc., qui dans leurs recherches avaient déjà bien réagi contre la doctrine trop absolue de M. Tardieu. Malheureusement son travail ne porte que sur des cas d'asphyxie, et certainement il y aurait beaucoup à rechercher dans les autres genres de morts violentes; mais, avant d'aller plus loin, que le lecteur nous permette d'ajouter encore quelques remarques au bilan de la pendaison. Nous possédons personnellement trois observations dans lesquelles il y a des ecchymoses sous-pleurales très-nettes.

Un de ces cas a été relaté dans le nouveau précis de médecine judiciaire de M. Lacassagne, où les lésions propres à chaque genre de mort ont été parfaitement décrites.

Nous relevons dans le même ouvrage un fait assez probant qui doit attirer l'attention du médecin légiste sur d'autres lésions que les ecchymoses sous-pleurales, c'est une coloration rouge de la membrane muqueuse gastro-intestinale sur laquelle Taylor avait déjà insisté.

Cette coloration est due à un véritable piqueté hémorrhagique qui existe surtout vers le pylore et sur la première portion du duodénum, où il dessine des arborisations très-élégantes. M. Lacassagne a trouvé cette lésion sur trois pendus dont un avait l'estomac absolument vide. M. le docteur Laborde avait constaté des taches absolument semblables sur un chien qui avait été pendu au laboratoire de physiologie. M. Legroux en a cité également dans quelques-unes de ses expériences, et d'après ces quelques faits on ne pourrait les assigner qu'à la mort par pendaison.

Aux conférences de médecine légale faites à la morgue par M. le docteur Brouardel, nous avons vu des ecchymoses sous-pleurales caractéristiques chez des pendus et des noyés. Le même professeur nous en a montré sur les poumons d'un fœtus de huit mois qui n'avait pas respiré. Il y en avait même sur la plèvre pariétale, dans les gouttières corto-vertébrales où elles étaient très-nombreuses. La base du cœur en était couverte. Nous les avons vues sur les poumons d'un lapin assommé par un coup de poing sur la nuque. Chez cet animal le bulbe était entouré d'un extravasat sanguin considérable; les poumons étaient pâles et sur toute leur surface tranchaient nettement les taches ecchymotiques. Nous avons vu plus haut que, dans les expériences du docteur Grosclaude, deux cas de mort par fracture du crâne avaient donné lieu à la production d'ecchymoses sous la plèvre, et M. Tardieu lui-même en a constaté chez des individus morts par écrasement ou par précipitation.

Enfin nous avons eu, il y a quelque temps, l'occasion d'observer un malade qui avait une hémiplégie alterne et mourut en trois jours. Cet homme avait une embolie de l'artère vertébrale gauche et du tronc basilaire, avec des foyers de ramollissesement dans la protubérance. Les poumons étaient congestionnés par places, et des deux côtés on voyait sur les lobes inférieurs un semis d'ecchymoses sous-pleurales des plus caractéristiques.

Ce fait vient à l'appui de l'opinion de M. Legroux et semble prouver qu'en effet les lésions dont nous parlons se produisent quand la mort frappe l'individu dans un état de santé normal ou paraissant normal.

Les travaux que nous avons cités dans le cours de notre revue, les quelques faits qu'il nous a été donné d'observer nous-même, nous mettent en droit d'avancer que ce n'est pas seulement dans les asphyxies rapides qu'on rencontre les ecchymoses sous-pleurales ; à plus forte raison n'appartiennent-elles pas uniquement à la suffocation, comme l'enseignait M. le professeur Tardieu. Nous allons plus loin en faisant de ces lésions un caractère sinon constant, au moins très-fréquent de la plupart des morts violentes.

Quant à la pathogénie des ecchymoses, les auteurs sont loin d'être arrivés à une connaissance précise. Nous avons vu quelle idée s'en fait M. Legroux ; les autres auteurs ne se prononcent pas, et c'est aux physiologistes qu'il faut demander une interprétation du phénomène. On a vu des congestions pulmonaires et des ecchymoses sous-pleurales se produire à la suite de lésions de l'encéphale et surtout de l'isthme de l'encéphale, après des blessures ou la galvanisation du pont de Varole. M. le professeur Vulpian (1) en cite des exemples et explique ces lésions par une paralysie réflexe de quelques nerfs vaso moteurs destinés aux poumons ou aux organes dans lesquels on trouve les ecchymoses. A la suite des blessures de l'isthme. on observe des taches ecchymotiques assez larges en général ; il y a même des points de pneumonie, et ces lésions sont d'autant plus étendues que l'animal en expérience a mis plus de temps à mourir : on peut donc admettre avec M. Legroux que si chez nos suicidés ou nos chiens tués par un procédé violent il y a seulement des taches ponctuées, c'est que la mort met un terme rapide à la formation du processus hémorrhagique. Il faudrait d'ailleurs, comme nous l'avons dit, chercher dans les autres organes et surtout dans les organes digestifs.

Selon M. Ebstein, les ecchymoses seraient produites seulement par une augmentation de la pression du sang, dans l'asphyxie par exemple, ou l'empoisonnement par la strychnine. Cette élévation de pression aurait elle-même pour cause l'excitation des nerfs vaso-moteurs produite par la lésion même. Pour M. Brown-Séquard il y a irritation du système vaso-moteur.

M. Vulpian cherchant à voir se former les ecchymoses sous-pleurales, fait l'expérience suivante : un cobaye adulte est trachéotomisé ; on lui fait la respiration artificielle, et le thorax est ouvert rapidement de façon à mettre à nu les poumons. Un poinçon est enfoncé à travers la partie supérieure de l'occipital et traverse le cervelet ainsi que la partie sous-jacente de l'isthme de l'encéphale. Pendant dix minutes la respiration est continuée, aucune lésion ne se produit du côté des poumons. On coupe le cou à l'animal, et l'on constate que l'ins-

(1) Vulpian. Leçons sur l'appareil vaso-moteur. Paris, 1875.

trument a traversé le pédoncule cérébral droit près de sa partie la plus interne. Les poumons sont couverts sur toute leur surface de petites ecchymoses ayant 2 à 3 millimètres au plus.

M. Vulpian donne l'explication suivante : « peut-être y a-t-il eu sous l'influence de la lésion de l'isthme de l'encéphale une paralysie des petits vaisseaux dans différents points des poumons. S'il en est ainsi, il est possible qu'après la mort, au moment où a lieu le resserrement des artérioles et veinules à tunique musculaire, les petits vaisseaux paralysés n'aient pas participé à ce resserrement; le sang refoulé dans ces petits canaux et dans les capillaires correspondants s'y sera accumulé et aura pu les rompre en quelques points pour s'infiltrer dans le tissu voisin. En tous cas, ces ecchymoses n'ont pas été produites d'une façon immédiate. »

Des diverses expériences que nous avons détaillées, on peut déduire cette présomption que le système nerveux vaso-moteur préside à la formation des ecchymoses sous-pleurales. Que son action soit directe ou indirecte, il ne nous semble guère possible de placer sous une autre influence des lésions qui se rencontrent aussi bien dans la mort par précipitation ou fracture du crâne, que dans une autopsie de suffocation ou de pendaison. Quoi qu'il en soit, la pathogénie des ecchymoses sous-pleurales est loin d'être complétement élucidée; mais l'intérêt du médecin légiste étant surtout de savoir dans quelles circonstances on les constate, il importait, croyons-nous, d'insister sur leur existence dans diverses autopsies et sur la valeur quasi-négative qu'il faut leur attribuer. Elles constituent un signe qui certainement est appelé à perdre de son importance dans les expertises, et qu'on rapportera bien plus à la violence et à la rapidité de la mort. qu'au genre d'accident qui l'a produite. Si les expérimentateurs n'ont pas encore assigné à ces lésions leur part définitive, il faut reconnaître que le jour s'est déjà bien fait sur leur histoire, puisqu'à l'heure actuelle aucun expert n'oserait sur la constatation d'une simple ecchymose affirmer devant un tribunal qu'on doit rechercher un criminel.

Les faits que nous avons passés en revue dans le cours de notre article nous amènent aux conclu-clusions suivantes :

1° Les ecchymoses sous-pleurales, sous-péricardiques, sous-épicrâniennes ne constituent pas un signe caractéristique de la mort par suffocation.

2° On les retrouve dans la pendaison, la submersion, la strangulation, dans les asphyxies rapides, dans la mort par fractures du crâne, etc. ; en un mot, dans la plupart des morts violentes, quand l'organisme est subitement arrêté dans son fonctionnement normal. Les taches ponctuées n'ont donc pas une valeur absolue pour le médecin légiste.

3° La production des ecchymoses sous-pleurales, sous-péricardiques, etc., paraît se faire sous l'influence du système nerveux vaso-moteur, que cette influence soit directe ou indirecte.

PARIS. — IMP. VICTOR GOUPY, RUE DE RENNES, 71.

www.ingramcontent.com/pod-product-compliance
Ingram Content Group UK Ltd.
Pitfield, Milton Keynes, MK11 3LW, UK
UKHW021031260726
13994UKWH00005B/2084